DE LA

PONCTION CAPILLAIRE

DE LA VESSIE

ET SPÉCIALEMENT

DES INDICATIONS NOUVELLES

QU'ELLE FAIT SURGIR ET QU'ELLE REMPLIT

PAR LE Dr A. FOCHIER

CHIRURGIEN EN CHEF DÉSIGNÉ DE LA CHARITÉ DE LYON.

PARIS

ADRIEN DELAHAYE, LIBRAIRE-ÉDITEUR,

Place de l'École de médecine.

1875.

LYON. — IMP. RIOTOR

INDICATIONS NOUVELLES

DE LA

PONCTION CAPILLAIRE DE LA VESSIE

(Extrait du Lyon Médical).

DE LA

PONCTION CAPILLAIRE

DE LA VESSIE

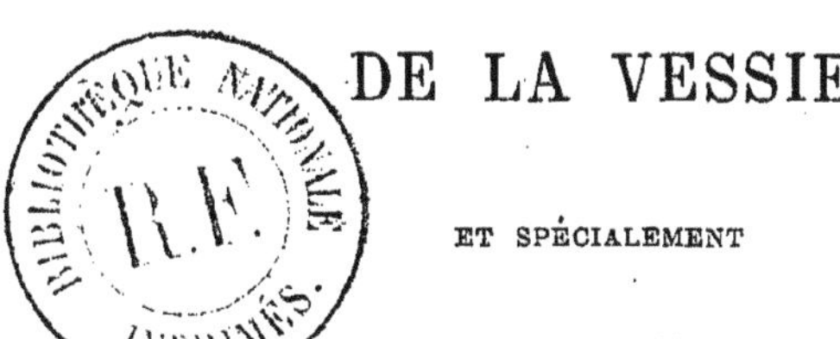

ET SPÉCIALEMENT

DES INDICATIONS NOUVELLES

QU'ELLE FAIT SURGIR ET QU'ELLE REMPLIT

PAR LE Dr A. FOCHIER

CHIRURGIEN EN CHEF DÉSIGNÉ DE LA CHARITÉ DE LYON.

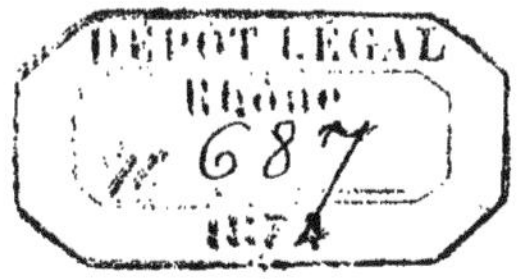

PARIS

ADRIEN DELAHAYE, LIBRAIRE-ÉDITEUR,

Place de l'École de médecine.

1875.

DE LA

PONCTION CAPILLAIRE DE LA VESSIE

ET SPÉCIALEMENT DES

INDICATIONS NOUVELLES QU'ELLE FAIT SURGIR ET QU'ELLE REMPLIT

Que de fois le chirurgien aux prises avec un cathétérisme difficile ou douloureux, avec une lésion uréthrale ou prostatique, fatalement aggravée par le passage de la sonde, avec une plaie de l'urèthre accidentelle ou chirurgicale dont le contact de l'urine allait décupler le danger, que de fois, puisque ces circonstances ne sont pas rares, le chirurgien a dû souhaiter qu'il fût possible de faire sans danger passer pour quelque temps l'urine par une autre voie que ce canal de l'urèthre, long, tortueux, obstrué ou enflammé ! Mais ce souhait, on se gardait même de le formuler, on se hâtait sans doute de le repousser comme un de ces rêves fantaisistes où ne s'attardent pas les esprits sérieux. Aujourd'hui ce rêve est dans une certaine mesure réalisé par la ponction capillaire suivie d'aspiration ; on peut dès maintenant passer en revue les affections des voies urinaires et trouver, dans toutes celles qui sont accompagnées de rétention complète ou partielle de l'urine, des indications de ce mode d'intervention. Tel est l'objet principal de ce travail. Mais avant de nous engager dans cette analyse, il est opportun de relater sommairement ce qui a trait à la ponction capillaire et de mettre en relief ses principaux avantages.

I.

Facilité extrême et innocuité pour ainsi dire absolue de la ponction capillaire.

L'urine sera très-rarement assez visqueuse pour ne pas pouvoir être extraite à l'aide de l'aiguille numéro 1 des appareils aspirateurs ; il sera donc à peu près toujours possible de se contenter de ce calibre très-ténu, et au moins inutile d'avoir recours à un plus gros calibre. Le choix de l'aiguille étant ainsi déterminé, la ponction doit être faite au-dessus des pubis, et là on n'a plus à considérer, comme pour la ponction à l'aide du trocart ordinaire, qu'il y a du tissu cellulaire en abondance dans l'espace d'un centimètre et demi au-dessus des pubis. L'infiltration d'urine n'étant pas à craindre, on pourra plonger l'aiguille, en hauteur, depuis le niveau des pubis jusqu'au milieu de la face de la vessie perceptible à la palpation, si l'on veut être sûr d'éviter le péritoine, ce qui est toujours préférable, et au besoin sur toute la hauteur de cette face antérieure, la piqûre du péritoine paraissant devoir être presque toujours innocente. L'aiguille sera dirigée perpendiculairement à l'axe du corps, lorsque la vessie dépassera largement les pubis, obliquement dans le petit bassin lorsqu'elle ne fera qu'effleurer pour ainsi dire leur niveau supérieur. Elle sera enfoncée à une profondeur variable, suivant l'épaisseur du tissu adipeux, suivant la hauteur au-dessus des pubis où sera faite la ponction, suivant l'obliquité de la direction, de telle sorte dans tous les cas, qu'on ne soit pas exposé à voir la vessie abandonner l'aiguille en se rétractant. L'aspiration sera établie et il n'y aura plus qu'une précaution à prendre, celle d'éviter tout tiraillement sur l'aiguille pour qu'elle soit complètement libre de suivre la vessie dans son retrait. L'aiguille, par comble de précaution, sera retirée, l'aspiration encore maintenue, de façon qu'on n'ait pas la chance de voir la moindre goutte d'urine ammoniacale s'insinuer dans le trajet de la ponction et déterminer une petite suppuration. Les ponctions subséquentes pourront être faites à un demi-centimètre tout autour de la première, et l'on pourra ainsi accumuler un nombre énorme de ponctions dans un espace de 5 centimètres de diamètre. La facilité de cette opération est telle que, une fois déterminés le siége de la ponction et la longueur de l'aiguille à enfoncer, on peut la confier à un infirmier.

Quant à son innocuité, on peut dire d'abord que la douleur est presque nulle, inférieure même au jugement de plusieurs malades à celle d'un cathétérisme ordinaire. Des faits nombreux sont là pour démontrer que la ponction capillaire peut être répétée souvent sans occasionner d'accidents. Sans parler des faits consignés dans la thèse de M. Watelet (thèse de Paris, 1871), dans le *Traité de l'aspiration* de M. Dieulafoy, dans l'ouvrage de MM. Deneffe et van Wetter, d'une autopsie récemment rapportée par Lücke (*Centralblatt* de septembre), des faits personnels que je citerai plus loin, je puis rapporter une autopsie rassurante au point de vue des dangers d'une ponction qui manquerait la vessie. Ce fait ne m'est pas personnel, mais les détails m'ont été donnés d'une façon suffisamment précise pour les consigner.

Homme très-gras, lésion ancienne de l'urèthre, fièvre urineuse à la suite du cathétérisme. Anurie. Pour se mettre en garde contre le danger d'une rétention possible, on plonge à deux reprises une grande aiguille sans rien amener. Le malade meurt 36 heures après la première ponction. La vessie était vide, les traces des piqûres à peine visibles sur le péritoine ; l'une était allée sur le rectum sans le moindre inconvénient.

Ce fait paraît bien démontrer que la ponction est innocente même lorsqu'elle n'atteint pas la vessie. Cette innocuité est, pour les ponctions subséquentes, la même que pour la première, paraît être la même quel que soit l'état général du malade, quelle que soit la nature des urines extraites, quelles que soient les altérations vésicales ou périvésicales. Lors même donc que l'avenir réserverait quelque insuccès, les faits sont déjà assez nombreux pour qu'on puisse considérer l'innocuité de la ponction comme absolue humainement parlant. Elle est par conséquent de ce chef séparée par un abîme de la ponction ordinaire, dont on a exagéré certainement les dangers en la traitant d'extrême-onction chirurgicale, mais qui n'en a pas moins été cause d'accidents graves et même mortels.

II.

Indications de la ponction capillaire dans l'hypertrophie prostatique.

Cette facilité et cette innocuité posées en principe, je commencerai l'examen analytique des diverses causes de rétention d'urine par la plus fréquente, l'hypertrophie prostatique. On peut distinguer plusieurs cas types qui, en clinique, pourront se combiner et se compliquer, mais qui seront alors justiciables des mêmes considérations et du même traitement.

Premier cas. — La rétention d'urine est complète, le cathétérisme est impossible, ou du moins il s'annonce aux premières tentatives comme devant être très-difficile ; il faut, *sans plus insister*, pratiquer la ponction capillaire. En effet, les difficultés du cathétérisme peuvent tenir, soit à une déviation anormale, exagérée de la portion prostatique de l'urèthre, soit à l'enclavement ou l'engrènement de valvules ou tumeurs prostatiques, soit même simplement à un état congestif des lobes hypertrophiés, congestion qui est en général la cause de l'établissement brusque de la rétention complète. Dans tous ces cas, on est autorisé à espérer de bons résultats de l'évacuation de la vessie. Pour ce qui est de la congestion, il est évident que l'évacuation de la vessie facilitera la circulation de retour et par suite le dégorgement de la prostate hypertrophiée. Pour ce qui est de l'adossement des valvules, des lobes ou des tumeurs prostatiques, on comprend très-bien que dans certains cas cet adossement est occasionné et maintenu par l'excès de tension de l'urine accumulée dans la vessie et que dès lors l'évacuation fera cesser l'engrènement. Quant à la déviation du canal, il suffit d'observer que, suivant l'état d'extrême réplétion ou de vacuité de la vessie, les rapports du col sont un peu modifiés, et que cette légère modificatiou pourra, exceptionnellement sans doute, faciliter le passage de la sonde. Ce sont bien là des raisons suffisantes pour qu'on ne fatigue pas l'urèthre, pour qu'on ne s'expose pas à érailler la muqueuse, à enflammer la glande, à faire une fausse route et pour qu'on ait recours de bonne heure à un moyen qui remplira sans danger à la fois l'indication urgente de l'évacuation, l'indication secondaire de la facilité du cathétérisme.

Je n'ai pas à citer de faits personnels de cette catégorie, et cela pour la raison que je n'ai pas rencontré des malades de ce genre ou peut-être qu'ils me sont toujours arrivés avec des fausses routes. Il y a lieu cependant de prévoir que, dans ces cas, il ne faudra pas renoncer trop tôt à l'espoir de franchir l'obstacle avec la sonde, et qu'il faudra répéter pendant douze ou quinze jours les ponctions capillaires avant de se décider à établir par la ponction ordinaire une voie anormale permanente pour les urines. En consultant en effet les tableaux statistiques de l'ouvrage de MM. Deneffe et van Wetter (*De la ponction de la vessie*, Bruxelles 1874), on voit que dans les cas d'hypertrophie prostatique la perméabilité du canal s'est rétablie plus tardivement en moyenne que dans les cas de rétrécissement uréthral, et qu'il faut dès lors insister davantage avant d'en venir à une résolution extrême. Je viens de faire ici l'application des effets thérapeutiques de l'ancienne ponction à la ponction capillaire ; je fais remarquer une fois pour toutes que rien n'est plus légitime dans la presque totalité des cas et que la déplétion de la vessie est dans l'une et l'autre l'agent modificateur de l'obstacle au cathétérisme.

Deuxième cas. — La rétention est complète et il y a eu des fausses routes ; il faut pratiquer la ponction jusqu'à ce que les fausses routes soient suffisamment oblitérées pour que la sonde n'ait pas de tendance à s'y engager. Dans ce cas les avantages de la ponction capillaire ressortent du précepte lui-même. Ici comme dans le cas précédent les indications sont relatives à l'habileté du chirurgien. Mais on peut dire que l'innocuité de la ponction doit ici plus que nulle part engager le chirurgien à ne pas mettre en jeu toute son habileté. Pour franchir avec sécurité des fausses routes reconnues à l'avance, il est presque toujours nécessaire d'avoir recours à une sonde rigide, ce qui aggrave singulièrement les douleurs et les inconvénients du cathétérisme à travers un canal déchiré et enflammé. Il faut donc s'abstenir par principe du cathétérisme, lors même que l'on se sent certain d'éviter tout engagement dans la déchirure ; il faut ponctionner pendant quelques jours, de trois à huit en moyenne, et reprendre alors le cathétérisme.

C'est là conduite que j'ai tenue dans trois cas où j'avais

pu éviter les fausses routes à l'aide d'une grosse sonde de Mayor fortement recourbée. Je me suis conformé d'autant plus facilement à ce précepte que j'avais dû confier à mon interne les deux cathétérismes de l'après-midi et du soir. Dans ces trois cas les malades ont guéri sans accident de leurs fausse routes, et le cathétérisme a pu être repris au bout de cinq et six jours sans difficulté. A l'Hôtel-Dieu de Lyon, l'interne de garde, qui se trouve en fonctions seulement toutes les trois semaines, passe le soir à onze heures pour vider la vessie de tous les paraplégiques et de tous les malades atteints d'hypertrophie prostatique. Lorsqu'un de ces malades présente des difficultés sérieuses, ne vaudrait-il pas mieux mettre entre les mains de l'interne de garde une aiguille tubulée qu'une sonde ? C'est trop demander à l'expérience et au savoir de l'interne le plus instruit que de lui faire effectuer coup sur coup une série de cathétérismes difficiles, dans des conditions inconnues, et l'on éviterait par ce moyen beaucoup de fausses routes, agrandies ou faites à nouveau. Combien à plus forte raison l'aiguille sera-t-elle moins dangereuse que la sonde entre les mains d'un praticien peu expert dans les manœuvres chirurgicales, et qui se trouve trop rarement aux prises avec de sérieuses difficultés pour qu'il puisse les surmonter sans hésitation et sans danger ?

Troisième cas. — Il y a rétention complète et l'usage prolongé du cathétérisme a amené des lésions inflammatoires sérieuses, ou provoque de très-vives douleurs ; il faut pratiquer la ponction capillaire pendant quelques jours jusqu'à disparition des accidents inquiétants, surtout s'ils affectaient une marche constamment progressive. Les conditions énumérées sont de celles que nous examinerons au prochain paragraphe ; l'existence de l'hypertrophie de la prostate passe alors à l'état de complication et cesse d'être l'affection principale. Mais c'est ici le lieu de rappporter en quelques mots l'observation très-remarquable d'un vieillard de soixante-quatorze ans que j'ai eu à soigner à trois reprises dans mon service à l'hôpital de la Croix-Rousse. La première fois il arriva avec des fausses routes multiples et fut ponctionné pendant cinq jours au bout desquels on put passer la sonde sans difficulté et lui apprendre à se sonder lui-même. Il revient quelque temps après ne pouvant plus se sonder et on fut obligé de se servir d'une sonde plus petite, n° 14. Le malade sort encore de l'hôpital pour y être ramené au bout de trois semaines dans un état très-grave. Il se faisait saigner souvent en se sondant, et le cathétérisme était devenu de plus en plus douloureux. Il présentait un phénomène mal signalé dans les auteurs : c'est une inflammation de tout le corps spongieux de l'urèthre qui lui donne alors l'aspect d'un cordon assez résistant, douloureux, et qui, phénomène plus grave, rétrécit le calibre du canal au point que chez notre malade on ne pouvait plus passer qu'une sonde n° 8, et encore avec de grandes précautions pour ne pas s'engager dans les commencements de fausse route. L'état général est grave, adynamie, langue sèche, fuliginosités, catarrhe vésical, urines ammoniacales. Toniques, vin, quina, puis acide benzoïque, et ponction capillaire qui fut répétée vingt-neuf fois en onze jours sans le moindre inconvénient, malgré l'état général du malade et l'état de sa vessie. Au bout de ce temps on put passer une sonde n° 14, puis n° 16, et le malade demanda à retourner chez lui. Il n'a pas été revu depuis quatre mois.

Quatrième cas. — La rétention n'est que partielle et le cathétérisme est difficile, douloureux ou dangereux. Il est évident que dans ce cas l'indication de vider la vessie est moins urgente que dans les précédents, puisque le malade urine le trop plein, soit goutte à goutte et d'une façon continue, soit par petites quantités évacuées à l'aide de mictions répétées. Dans les cas où l'on n'aurait à prévenir que les dangers de l'atonie, suite de la distension prolongée, la ponction capillaire remplirait bien l'indication ; mais s'il s'agissait de modifier un catarrhe vésical, il faut avouer que la ponction ne permettrait pas l'emploi des lavages et des injections vésicales et qu'il faudrait chercher à pouvoir pratiquer le cathétérisme le plus tôt possible. Je crois néanmoins qu'elle serait dans tous les cas préférable à l'expectation ou à l'emploi de remèdes incertains (bains, tisanes, balsamiques, etc.). Ces conditions peuvent présenter d'ailleurs tant de variétés, qu'on ne peut dire à l'avance dans quels cas la ponction sera utile, dans quels cas il faudra la négliger. On ne peut, dans un travail de la nature de celui que j'ai entrepris, qu'indiquer les faits les plus habituels, les plus généraux, et laisser à chacun le soin d'en faire en pratique des applications particulières.

III.

Indications de la ponction capillaire dans les lésions inflammatoires ou traumatiques.

C'est dans un même chapitre que j'étudierai ces diverses lésions, parce que pour toutes il y a la même opportunité à laisser l'urèthre en repos lorsqu'elles s'accompagnent de rétention d'urine, soit pour épargner une douleur atroce au malade, soit pour ne pas aggraver la lésion par le passage des instruments et quelquefois simplement de l'urine.

1° Dans les cas où la couche superficielle de la muqueuse

est seule enflammée (blennorrhagie, et exceptionnellement cystite du col), la rétention de l'urine ne peut s'expliquer que par un spasme, et l'on sait quelles difficultés, quelles douleurs surtout on aura à surmonter pour sonder le patient. Ce spasme est toujours tout à fait transitoire, mais il dure suffisamment longtemps pour rendre urgente l'évacuation de la vessie ; il est quelquefois assez fort pour devenir l'occasion de fausses routes entre des mains exercées (j'en ai vu récemment un cas). Lorsque le spasme a résisté à l'opium, à la glace dans le rectum, ou lorsqu'on a été appelé trop tard pour attendre l'effet de ces médicaments, il faut, au lieu de sonder le malade, lui faire une ponction capillaire. C'est une question d'humanité de ne pas imposer la douleur du cathétérisme dans les cas de ce genre, sans parler des dangers, minimes il est vrai, qu'on évitera par ce moyen.

2° Dans le cas où la lésion est plus profonde, le gonflement des tissus devient la cause de l'obstruction et est évidemment moins passager que le spasme. En première ligne, nous trouvons la prostatite ; que la lésion soit aiguë ou chronique, qu'elle soit consécutive à une blennorrhagie ou à un cathétérisme répété, il y aura toujours d'immenses avantages à ne pas passer de sonde tant qu'on ne sera pas certain que la suppuration est établie et qu'on ne croira pas avoir des chances d'ouvrir l'abcès dans le canal en tentant un cathétérisme. Puis nous rencontrons cette uréthrite sous-muqueuse, cette inflammation du tissu conjonctif du corps spongieux dont nous avons relaté plus haut un exemple. Le repos du canal est alors le principal agent du traitement, surtout si c'est le cathétérisme qui est la cause de la maladie. Enfin, nous avons les abcès périnéaux. S'ils sont vastes, la première indication est d'inciser le périnée, de donner jour au pus ; mais cela ne suffit pas toujours pour rendre la voie libre aux urines. Et n'y a-t-il pas utilité à ne pas s'exposer à perforer par le cathétérisme une paroi uréthrale comprise dans un foyer purulent, rendue friable par l'inflammation, amincie par la suppuration ? Si l'abcès est petit, profond, il faut au contraire essayer de le faire vider par l'urèthre comme pour les abcès prostatiques, et le cathétérisme est le meilleur moyen de rompre la paroi au point le plus proéminent. A l'occasion des abcès périnéaux, je dirai brièvement pour être complet que dans le cas de tumeur comprimant l'urèthre on peut essayer pendant quelques jours de la ponction capillaire, mais on ne pourra guère espérer voir se rétablir le cours normal de l'urine.

3° Dans le cas ou l'urèthre aura été rompu par un traumatisme portant sur le périnée, la ponction capillaire est indiquée même avant toute tentative de cathétérisme, parce que cette tentative pourrait agrandir la déchirure, réveiller une hémorrhagie, et aurait, comme l'on sait, beaucoup de chances de ne donner aucun bon résultat. Il faudra répéter la ponction pendant plusieurs jours avant d'essayer de la sonde ; car les dangers sont encore plus grands que dans le cas de fausse route. Un cathétérisme peut suffire à provoquer la suppuration d'un vaste épanchement sanguin et de tous les tissus du périnée contus et déchirés par la cause traumatique. Il surgit même dans ce cas une indication spéciale, celle de ne pas laisser la vessie se remplir à son maximum, de la vider sitôt qu'elle dépasse les pubis de trois ou quatre centimètres, pour éviter que les efforts de miction déterminent une infiltration d'urine. C'est aussi le lieu d'ajouter que dans le cas de plaie chirurgicale ou accidentelle du canal, lorsque les urines sont ammoniacales, il y aura avantage à ne pas les laisser passer par le canal tant que la plaie sera fraîche, et de poser par conséquent une indication toute spéciale que remplira la ponction capillaire, plus utilement et plus innocemment que la sonde dans certaines circonstances.

IV.

Indications de la ponction capillaire dans les rétrécissements de l'urèthre.

Premier cas. — Il y a une fausse route en avant du rétrécissement; la nécessité de la ponction est indiscutable. D'une part, en effet, on ne comprend pas la possibilité d'engager avec quelque certitude une sonde dans un canal rétréci, lorsqu'il y a à côté de l'orifice étroit l'ouverture béante d'une fausse route, et d'autre part, l'innocuité de la ponction doit empêcher de songer à faire séance tenante une uréthrotomie externe sans conducteur, opération difficile, parfois très-longue et périlleuse.

J'ai à citer ici une observation qui a présenté quelques particularités intéressantes. Dans l'été 1873, je fus appelé auprès d'un malade avec un chirurgien des hôpitaux, dont j'ai été l'élève avant d'être le collègue, M. Gailleton. Le malade, âgé de soixante-deux ans, avait été pris de rétention d'urine après un excès de table. Le médecin ordinaire, croyant sans doute à une hypertrophie prostatique, pratiqua le cathétérisme avec une sonde de trousse, enfonça la sonde jusqu'à l'extrémité et n'amena que du sang. La vessie était à 3 centimètres de l'ombilic, le malade n'avait pas uriné depuis vingt-quatre heures. L'interrogatoire suffisait pour démontrer que nous avions affaire à un rétrécissement. Comme il n'y avait pas eu d'hémorrhagie à proprement parler, je fus curieux de savoir où avait passé la sonde. L'introduction d'une bougie flexible dans l'urèthre et d'un doigt dans le rectum me démontra qu'elle était allée entre la prostate, la vessie et le rectum, jusqu'au delà du point que mon doigt pouvait atteindre. Nous fîmes la ponction capillaire ; et comme nous étions au moment de très-fortes chaleurs, que le malade buvait peu, nous ne fûmes obligés de la faire qu'une fois par jour. Le quatrième jour l'urine commença à couler par l'urèthre. Une tentative prudente de cathétérisme fut infructueuse et ramena la rétention. Nous attendîmes encore quatre jours avant de commencer la dilatation de l'urèthre rétréci, dilatation qui fut menée sans encombre à bonne fin, et qui persiste actuellement.

Deuxième cas. — Le rétrécissement n'est pas perméable, et il y a rétention complète ou partielle. Il faut ponctionner, et cela non-seulement pour vider la vessie, mais surtout pour profiter des bénéfices de cette évacuation par une voie anormale. Il faut ponctionner pour arriver à pouvoir cathétériser. On n'a pour s'en convaincre qu'à parcourir les tableaux statistiques de MM. Deneffe et van Wetter (*op. cit.*) ou plutôt les observations citées, et l'on verra qu'il a fallu parfois moins d'une heure, plus souvent quelques heures, plus rarement quelques jours, pour que le canal rétréci devînt perméable, je ne dis pas à l'urine, ce qui est secondaire dans le cas présent, mais à la bougie, ce qui est d'une importance thérapeutique capitale.

Deux chirurgiens de Guy's Hospital, Edw. Cock et John Hilton, ont été tellement persuadés des avantages de l'évacuation de l'urine par une autre voie que l'urèthre dans les cas de rétrécissement infranchissable, qu'ils n'ont pas craint d'exposer leurs malades aux dangers et aux inconvénients (fistules) de la ponction recto-vésicale pour obtenir les bénéfices du repos de l'urèthre. Ils regardaient ces avantages comme si importants que dans plusieurs cas où le malade urinait par regorgement et où la vessie, malgré la rétention partielle, ne pouvait être perçue par le rectum, ils provoquèrent la rétention complète à l'aide du gin absorbé en grande quantité avec de l'eau chaude (Deneffe et van Wetter, p. 247. Thompson, *Traité des maladies des voies urinaires*, p. 266). Ces remarquables tentatives n'ont été, que je sache, imitées par personne, et l'on conçoit très-bien que la ponction ordinaire ne soit pas faite pour y encourager. Toutes les objections qu'on pourrait faire à la ponction ancienne tombent devant la ponction capillaire.

Dans les cas nombreux où l'évacuation de la vessie a facilité le cathétérisme, je ne crois pas, comme Edw. Cock, que l'évacuation ait agi seulement en supprimant le contact irritant de l'urine sur le rétrécissement. Que la rétention soit partielle ou complète, la vessie est suffisamment distendue pour gêner la circulation de retour, pour modifier la tension des parois de l'urèthre, pour provoquer un spasme des muscles constricteurs de l'urèthre, des fibres lisses qui persistent dans le tissu du rétrécissement, spasme démontré par l'action de l'opium et du chloroforme dans certains cas de rétrécissements difficiles à franchir. La ponction aura donc le triple résultat de décongestionner le rétrécissement, d'empêcher le contact irritant de l'urine, de permettre à la portion supérieure de l'urèthre de remonter et de diminuer par le fait la flexuosité du canal, qui dans certains cas est le principal obstacle au passage de la bougie. Qui ne sait, en effet, combien des tractions sur la verge facilitent l'introduction d'une fine bougie à travers un rétrécissement ? L'évacuation de la vessie remplit le rôle d'une traction exercée sur l'extrémité profonde du canal.

La ponction capillaire remplira ces diverses indications aussi bien que la ponction avec canule à demeure, à la condition, facile à remplir, qu'on la répétera suffisamment souvent dans les cas rebelles aux premières déplétions. Il faudra surtout la répéter dans le cas où il y aura incontinence et où les urines seront irritantes. Il est évident en effet qu'on perdra une partie des bénéfices de la ponction, si on laisse assez de temps entre deux ponctions successives pour que l'incontinence puisse se rétablir par regorgement. Dans le fait que je vais citer je n'eus pas besoin de répéter aussi souvent les ponctions pour obtenir un bon résultat. Ce succès remarquable dû à la ponction est bien fait pour montrer qu'on peut assimiler la ponction capillaire à l'ancienne au point de vue des avantages thérapeutiques qu'à révélés celle-ci, dans beaucoup de cas où la seule indication intentionnellement remplie était la déplétion de la vessie.

C..., tisseur, âgé de cinquante-deux ans, entre dans mon service à l'hôpital de la Croix-Rousse, le 11 septembre 1874. Dysurie depuis six ans au moins. Le malade a toujours reculé devant un traitement chirurgical et nous le trouvons dans l'état suivant : Incontinence depuis huit jours. Angoisse et ténesme continuels. Le fond de la vessie est à 7 centimètres au-dessus des pubis. Pour bien établir l'utilité de la ponction capillaire, je ne la pratique pas d'emblée.

12 septembre. J'essaie pendant vingt minutes tous les moyens préconisés pour franchir un rétrécissement étroit : fines bougies, tordues, recourbées en baïonnette, faisceau de bougies, et enfin, bougies en baleine, qui font saigner la muqueuse très-friable en avant du rétrécissement. Tout est inutile. Ponction capillaire. Extraction de trois quarts de litre d'urine environ à neuf heures du matin. Pas de nouvelles tentatives. L'incontinence se rétablit à deux heures de l'après-midi. Le lendemain, ponction, et une heure après, tentative infructueuse de cathétérisme.

13. En mon absence, mon interne tente un cathétérisme et ne peut non plus réussir à engager une bougie.

14. J'étais bien décidé, si je ne réussissais pas à faire répéter la ponction quatre fois par jour, lorsque une heure après la ponction je réussis à faire passer une bougie flexible n° 1 de la filière Charrière. Je la laisse à demeure, mais le malade ne pouvant uriner, la sort à deux heures et urine volontairement à plusieurs reprises. L'incontinence se rétablit avant la nuit. Au bout de trois jours de ponction et de cathétérisme, je pus passer la bougie conductrice de l'uréthrotome et faire l'uréthrotomie interne. Le malade est sorti complètement guéri au commencement de novembre. Il doit continuer à passer un n° 16 pendant quelque temps. Mon appréciation est que dans ce cas je n'aurais pas pu engager la bougie filiforme sans la ponction, et que j'aurais été obligé d'en venir à l'uréthrotomie externe sans conducteur. Les avantages de la ponction m'ont donc paru évidents.

Autre cas. — Il y a rétention partielle, datant de longtemps, les urines sont ammoniacales et indiquent un catarrhe vésical, peut-être des lésions rénales; la durée de l'incontinence ou d'autres symptômes de rétention partielle fait prévoir une atonie profonde de la vessie, une dilatation du col et de toute la portion de l'urèthre supérieure au rétrécissement ; on peut passer facilement une bougie n° 3 (un millimètre). Il y a indication de l'uréthrotomie interne. Faut-il la faire immédiatement ? Non, parce que trois, quatre ou cinq jours de ponction capillaire vont peut-être rendre à la vessie et à son col un peu de leur ressort, modifier le catarrhe, modifier les conditions de la sécrétion urinaire, de la vitalité des reins, en les soustrayant à la pression anormale qu'ils ont à supporter depuis l'établissement de la rétention. Après ces quelques jours on fera l'uréthrotomie avec beaucoup moins de chance de voir éclater une cystite ou une néphrite graves, de voir l'urine fétide s'écouler dès le premier jour entre la sonde à demeure et les parois de l'urèthre, venir baigner la section toute fraîche du rétrécissement. Les conditions seront changées, le succès sera à peu près assuré, de très-problématique qu'il était.

Je pourrais multiplier presque indéfiniment les hypothèses particulières pour montrer l'utilité de la ponction. De l'analyse des conditions spéciales, dans chaque cas difficile, ressortira l'indication de la déplétion de la vessie. L'individualisation de la maladie atteint peut-être son summum dans les affections des voies urinaires; c'est ce qui rend impossible et inutile l'énumération de tous les cas que la clinique pourrait présenter.

V.

Indications de la ponction capillaire chez la femme.

Le cathétérisme ne peut-être impossible, difficile, dangereux que dans trois cas : 1° pendant le travail de l'accouchement; 2° par suite d'une rétroversion utérine pendant la grossesse ; 3° par le fait de tumeurs pelviennes. Pendant l'accouchement, lorsque la tête est engagée, il arrive assez souvent qu'on ne peut pas pratiquer le cathétérisme. Les variétés dans la difficulté du cathétérisme sont évidemment liées aux variétés dans la conformation des pubis et surtout dans la position de la tête. C'est dire que ces difficultés sont parfois insurmontables. Et cependant il peut être utile dans ces cas d'évacuer la vessie. On aura le plus souvent pour but d'éviter la contusion et la compression de cet organe distendu pendant une manœuvre obstétricale. Mais aussi on peut espérer, dans certaines circonstances, voir les douleurs se ranimer après l'évacuation. Des observations ont été publiées où une inertie utérine a cessé après un cathétérisme. Dans le cas où on voudra faire la ponction capillaire dans le cours d'un accouchement, il sera bon de tenir compte de ce fait que la vessie est aplatie entre l'utérus et la paroi abdominale, et pour ne pas risquer d'enfoncer trop loin l'aiguille il faudra établir l'aspiration aussitôt que l'aiguille aura traversé la peau, et pousser lentement jusqu'à un centimètre seulement au-delà du point où l'urine commencera à sortir.

Dans le cas de rétroversion utérine, la nécessité de vider la vessie s'impose tout d'abord avant toute espèce de tentative de réduction ; la rétroversion, il est vrai, cause la rétention, mais elle est maintenue par elle. Dans certains cas il a suffi d'un cathétérisme pour que l'utérus revînt à sa position normale ; dans d'autres, il a fallu repasser la sonde plusieurs fois par jour pendant plusieurs jours. MM. Deneffe et van Wetter rapportent deux cas de rétroversion où l'on recourut avec succès à la ponction vésicale. La différence du traumatisme est bien faite pour faire penser que la grossesse aura plus de chances encore pour continuer son cours, après une ponction capillaire.

Enfin, dans le cas de tumeurs, la ponction capillaire peut, en réduisant le volume de la vessie, ou permettre à la tumeur de remonter au-dessus du détroit, comme à l'utérus gravide en rétroversion, ou parer aux inconvénients d'une augmentation passagère de volume, qui est dans la nature même des tumeurs inflammatoires, et qui est si fréquente dans les tumeurs fibreuses, ou enfin donner le temps de combiner une opération chirurgicale plus radicale.

VI.

Conclusions, objections, avenir.

Comme conclusion de cette revue analytique des affections des voies urinaires, je me crois autorisé à formuler les préceptes suivants :

1° Que la rétention soit complète ou partielle, l'innocuité de la ponction capillaire doit interdire le cathétérisme toutes les fois qu'il sera impossible, ou difficile, ou dangereux, ou très-douloureux ;

2° Lorsqu'il sera avantageux de ne pas laisser l'urine passer par l'urèthre, et *que la vessie dépassera le pubis*, il faudra avoir recours à la ponction, lors même que l'urine s'écoulera par le canal.

La condition soulignée semble imposer une limite à l'intervention de la ponction capillaire. Il n'est pas en effet extrêmement rare de trouver des rétentions d'urine même complètes sans que la vessie, à parois hypertrophiées et rigides, se laisse assez dilater pour dépasser les pubis. D'ailleurs il arrive parfois qu'après une ou plusieurs évacuations l'organe se rétracte assez pour qu'il ne soit plus perceptible au-dessus du pubis; alors se reproduisent les angoisses de la rétention complète et les inconvénients de la rétention partielle. La ponction capillaire va-t-elle rester impuissante dans ces deux cas ? Toujours est-il que la ponction hypogastrique capillaire le sera beaucoup moins tôt que la ponction ordinaire; car d'abord on n'a pas à interdire à l'aiguille tubulée la région avoisinante du bord supérieur des pubis, et puis on ne sera pas arrêté par la crainte de blesser le péritoine ou d'autres organes en plongeant l'aiguille obliquement dans le petit bassin.

Néanmoins, certains cas ne seront pas justiciables de la ponction hypogastrique, de laquelle seule nous avons parlé dans le cours de cette note. Le seront-ils alors de la ponction rectale ? Non, parce qu'une vessie qui n'est pas perceptible au-dessus des pubis ne l'est pas non plus dans le rectum. N'y a-t-il pas d'autres voies perméables au trocart ? Il y en a deux, le périnée et l'espace sous-pubien. Le périnée a été la première région qu'on ait songé à traverser pour arriver à la vessie. M. Voillemier est le seul chirurgien qui ait enfoncé intentionnellement un trocart dans l'espace sous-pubien pour arriver dans une vessie rétractée. Ce sont là deux régions dangereuses, l'une abandonnée depuis longtemps, l'autre à peine essayée, mais effrayante, lorsqu'il s'agit du trocart ordinaire. Ce sont deux voies ouvertes à l'aiguille tubulée, qui pourra les traverser impunément, lorsque la vessie ne paraîtra pas au-dessus des pubis, et qu'il y aura urgence ou seulement utilité à la vider complètement. C'est là une application tellement nouvelle qu'on ne peut la juger à l'aide des résultats de la ponction ancienne qui se faisait dans de tout autres conditions. Il faut donc attendre les expériences et les faits ; j'espère pouvoir prochainement annoncer des résultats encourageants, affirmer de nouvelles indications de l'évacuation de vessie à l'aide de l'aiguille tubulée.

www.ingramcontent.com/pod-product-compliance
Ingram Content Group UK Ltd.
Pitfield, Milton Keynes, MK11 3LW, UK
UKHW021031220726
13924UKWH00001B/247